Inhalt

Die Sonne scheint mir aus dem Arsch 2

– Das Ökosystem der Darmflora........................ 2

Diese Funktion erfüllt deine Darmflora 3

Medikamente und ihre verheerende Wirkung... 5

Die Folgen eines Ungleichgewichts im Darm .. 6

Dein Lebenswandel und die Ernährung sind wichtig.. 8

Die richtige Ernährung für einen gesunden Darm.. 10

Daran erkennst du einen ungesunden Darm ... 14

Ständige Müdigkeit 16

Hautprobleme 16

Kopfschmerzen und wechselnde Laune...... 17

Pilzinfektionen 17

Allergische Reaktionen 19

Gestörter Schlaf...................................... 19

Autoimmunsystem 20

Darmsanierung – der Weg zum gesunden Darm 22

Gibt dein Geld nicht unnötig aus 28

Lass dich von Nebenwirkungen nicht entmutigen...................................... 29

Hol dir Power!... 30

Basische Ernährung – das Geheimnis 34

Rezepte 39

Salate 39

Basischer Herbstsalat 39

Spinatsalat mit Mango 41

Cäsar-Salat 43

Gartensalat 45

Chicoréesalat mit cremiger Sauce 47

Rote Beete-Rettich-Rohkost 49

Winterlicher Feldsalat 51

Petersiliensalat 53

Frühstück 55

Basisches Früchte-Frühstück 55

Basisches Müsli 57

Frühstücksbrei 59

Heidelbeercreme 60

Bananen-Mandel-Shake 61

Blut-Smoothie 62

Mandel-Fruchtsmoothie 63

Kirsch-Bananen-Smoothie 64

Wintermüsli 65

Suppen 66

Rote Linsen-Suppe 66

Brennnesselsuppe 68

Minestrone 69

Paprikasuppe 71

Kartoffel-Maronen-Suppe 72

Chinakohl-Maronen-Suppe 74

Brokkoli-Spinat-Suppe 76

Heilfastensuppe 78

Steckrüben Eintopf 80

Blumenkohlsuppe 82

Tomatensuppe 84

Vegetarisch 86

Süßkartoffelpüree 86

Bärlauch-Kartoffeln 87

Kräuterbratkartoffeln zu Rucolasalat 89

Kürbissalat 91

Wildreissalat mit Tomaten und Mais 93

Wirsing-Kartoffel-Curry 95

Ernährungsplan 97

Tag 1: 100

Tag 2: 100

Tag 3: 100

Tag 4: 100

Tag 5: 101

Tag 6: 101

Tag 7: 101

Fazit.. 104

Die Sonne scheint mir aus dem Arsch
Das Ökosystem der Darmflora
Oscar Langström

Die Sonne scheint mir aus dem Arsch

– Das Ökosystem der Darmflora

Die menschliche Darmflora ist praktisch ein kleiner lebender Planet für sich. Billionen von kleinsten Mikroorganismen leben darin. Zum Hauptteil handelt es sich dabei um Bakterien und genau diese kleinen Bewohner des Dickdarms sind das, was als deine Darmflora bezeichnet wird.

Spätestens mit deiner Geburt haben sich diese Mikroorganismen in deinem Darm angesiedelt und sich nach und nach zu einem großartigen Ökosystem entwickelt. Ganz genau genommen leben in deinem Darm, sofern du gesund bist, 1,5 Kilogramm Bakterien. Das ist eine ganze Menge und diese über 400 Bakterienarten benötigst du auch, damit viele Abläufe in deinem Körper auch richtig funktionieren.

Diese Funktion erfüllt deine Darmflora

Du stellst dir bestimmt die Frage, warum gerade Ärzte so erpicht darauf sind, dass die Darmflora gesund ist. Vor nicht all zu langer Zeit war die Medizin noch der Meinung, dass diese Bakterien gefährlich sind. Sie wurden chirurgisch entfernt, genaugenommen, wurde dem Patienten der Dickdarm entfernt oder die Patienten mussten Darmreinigungen über sich ergehen lassen. Du kannst dir bestimmt vorstellen, dass das für die betroffenen Personen fatale Folgen hatte. Mittlerweile weiß man aber, dass die Darmflora keinen Schaden anrichtet, sondern sogar sehr wichtig ist. Denke nur an deine Nahrung. Sie wird in verschiedenen Teilen deiner Organe zerlegt und manches kommt sogar fast unverdaut in deinem Darm an. Die Mikroorganismen im Darm sorgen aber dafür, dass auch diese Lebensmittel zersetzt werden und holen sogar noch das Wichtigste für dich aus ihnen heraus.

Eine gut funktionierende Darmflora ist ein wahres Glück. Sie sorgt dafür, dass dein Darm nicht von Infektionen befallen wird, und vertreibt gefährliche Krankheitserreger aus dem Darm. Auch das Immunsystem hängt mit den Darmbakterien zusammen. Es kann nur richtig gut arbeiten, wenn auch der Darm gesund ist. Vitamin K, das für die Blutgerinnung sehr wichtig ist, wird von der Darmflora gebildet. Auch reinigt sie deinen Körper von Schadstoffen und sorgt zum Beispiel dafür, dass krebserregende Stoffe abtransportiert werden. Du siehst schon, hier handelt es sich wirklich um ein großartiges Zusammenspiel der verschiedensten Organismen und diese sorgen für die Gesundheit deines Körpers. Leider kannst du dieses System aber auch ganz schnell aus der Bahn werfen. Dein Lebensstil und deine Ernährung entscheiden darüber, ob dein Ökosystem im Darm gesund ist oder ob es schwächelt. Auch Medikamente können hier großen Schaden anrichten.

Medikamente und ihre verheerende Wirkung

Manche Ärzte verordnen relativ schnell ein Antibiotikum, was ohnehin nicht sehr ratsam ist. Manchmal lässt es sich nicht vermeiden und muss eben sein, doch hier beginnt schon das Problem. Antibiotika zerstört Bakterien oder hemmt deren Wachstum. So wird eine Infektion gezielt behandelt. Doch leider kennt das Medikament keinen Unterschied zwischen guten und bösen Bakterien. Es kämpft gegen alle und somit auch gegen deine wertvollen Darmbakterien.

Die Folge ist meist ein Durchfall während der Einnahme von Antibiotika. Auch eine Pilzinfektion ist keine Seltenheit. Manche Darmbakterien sind zum Glück in der Lage sich alleine zu regenerieren. Deshalb merkst du von dem Vorgehen in deinem Darm nicht viel. Andere dagegen brauche lange Zeit oder schaffen es auch nicht mehr, sich zu regenerieren. Für dich kann das sogar bemerkbar sein. Du fühlst dich ständig schlapp, bist immer wieder krank, neigst zu Hautunreinheiten oder Verdauungsproblemen und vieles mehr. In so einem Fall ist eine Darmsanierung eine gute Möglichkeit, um wieder einen gesunden Darm zu bekommen.

Die Folgen eines Ungleichgewichts im Darm

Du weißt nun, dass ein Ungleichgewicht in deinem Darm durchaus auch für dich erkennbar ist. Du musst nur ein wenig auf deinen Körper hören. Doch nicht nur harmlose Symptome können begünstigt werden. Auch ist es möglich, dass du ernsthaft erkrankst, wenn du einen ungesunden Darm hast. Folgende Erkrankungen sind typisch für eine schlechte Darmflora. Sie müssen nicht entstehen, werden dadurch aber begünstigt.

Morbus Crohn

Bei dieser Erkrankung handelt es sich um eine chronische Entzündung des Darms. Sie verursacht nicht nur Schmerzen, sondern auch Übelkeit und Durchfälle, die in schlimmen Fällen sogar blutig sein können. Der Betroffene fühlt sich im Allgemeinen sehr schwach und hat auch ein schlechtes Immunsystem.
Zwar kann Morbus Crohn auch bei Menschen mit gesunder Darmflora auftreten, doch sie wird durch die schlechte Darmflora begünstigt, wenn diese über lange Zeit weg, nicht gepflegt wird.

Reizdarm

Der Reizdarm ist ein gemeiner Zeitgenosse. Mal geht es dir gut, mal ist dir schlecht oder du hast Durchfall und mal geht es dir gut und ganz plötzlich tritt Durchfall auf. Manche Lebensmittel sowie Stress begünstigen den Reizdarm und machen die Symptome schlimmer. Das Tückische am Reizdarm ist einfach die Tatsache, dass du nie so genau weißt, wann es dir plötzlich schlecht geht. Deshalb ziehen sich viele Reizdarmpatienten auch von der Außenwelt zurück, weil sie unter den plötzlichen Durchfällen und Blähungen leiden. Reizdarm hat auch viel mit der Psyche zu tun, doch ein gesunder Darm sorgt dafür, dass die Symptome deutlich besser werden.

Dein Lebenswandel und die Ernährung sind wichtig

Möchtest du einen gesunden Darm, musst du natürlich auch ein wenig dazu beitragen. Von alleine funktioniert das leider nicht. Alleine dein Lebenswandel ist hier sehr wichtig. Das bedeutet für dich, Stress möglichst zu meiden, auch wenn es schwer ist. Verzichte auf Nikotin, Alkohol und Drogen. Bedenke, dass dies alles Stoffe sind, die auch über den Darm abgebaut werden und was für den Körper ohnehin nicht gut ist, mag auch der kleine Staat in deinem Darm nicht. Versuche auch dir Ruhe zu gönnen. Du brauchst deine festen Auszeiten und das heißt für dich, dass dein Feierabend auch wirklich Feierabend sein sollte. Übergewicht ist ebenso ein wichtiger Faktor. Was aber auch mit deiner Ernährung zusammenhängt. Doch wenn du schon an das Übergewicht denkst – Bewegung, also Sport, ist wichtig für einen gesunden Darm und stärkt zugleich auch dein Herz.

Bei der Ernährung gibt es einiges zu beachten.
Ganz wichtig ist aber, dass du Zucker möglichst
meidest, denn dieser zerstört deine Darmflora.
Auch probiotische Lebensmittel mit
Bifidobakterien oder Laktobazillen sind sehr
sinnvoll und helfen beim Aufbau der Darmflora.
Damit du dich jetzt aber nicht ständig mit dem
richtigen Essen beschäftigen musst, findest du
später noch eine Reihe leckerer Rezepte, die
zugleich deinem Darm guttun. Auch wirst du noch
einiges zum Thema Darmsanierung erfahren.

Dir steht eine Umstellung bevor, doch du wirst
schnell merken, dass sie dir guttut und du dich viel
besser fühlst.

Die richtige Ernährung für einen gesunden Darm

Du hast jetzt über deinen Darm schon so viel gelernt. Jetzt geht es noch darum, dass du ihm auch das gibst, was er braucht. Sei freundlich zu ihm und versorge ihn nur mit guten Sachen. Eine Sache mag er ganz besonders gern – Ballaststoffe.

Die pflanzlichen Fasern sind die Leibspeise deiner Darmbakterien. Greife hierbei aber lieber zu feinen Ballaststoffen, wie ganz fein gemahlenes Vollkornmehl, Gemüse, feine Haferflocken und Hülsenfrüchte. Die eher grobere Variante, wie sie in ganzen Körnern enthalten ist, ist zwar auch eine gute Wahl, doch hier ist Vorsicht geboten. Gerade wenn du deine Ernährung jetzt erst umstellst und vorher nicht viel mit Vollkornprodukten am Hut hattest, werden dir die groben Körner nicht bekommen. Dein Darm ist damit überfordert, sie liegen dir schwer im Bauch und du wirst Blähungen bekommen. Das hört zwar nach geraumer Zeit auch wieder auf, doch wenn du berufstätig bist oder einen Partner hast, kann die Zeit der Umstellung eine harte Probe sein. Zumal dich der ständig zwickende Bauch auch irgendwann nerven wird.

Gehe deshalb langsam an die Sache ran und probiere es erst mit den sanften Nahrungsmitteln. Hat sich dein Darm erst daran gewöhnt, kannst du auch die groben Körner ohne Probleme essen.

Doch nicht nur die pflanzlichen Fasern sind gut für dein Darmvolk. Auch Stärke, Inulinlieferanten, Milchsäurebakterien, Beta-Glucane und Pektin sind wichtig und werden deinen Darm stärken.

Stärke ist in vielen Lebensmitteln enthalten, doch du benötigst resistente Stärke. Diese wird beim Kochen und späteren Abkühlen von Lebensmitteln, die Stärke enthalten erzeugt. Also gekochte Kartoffeln, Mais oder Reis. Die entstandene Kristallstruktur ist so stabil, dass sie bei der Verdauung nicht aufgespalten wird, im Darm aber die Bifidobakterien und Laktobazillen ernährt. Diese beiden Bakterienarten lieben die resistente Stärke und vermehren sich dank ihr. Auch du profitierst sichtlich davon, denn der tägliche Stuhlgang wird angeregt. Da der pH-Wert der Darmschleimhaut gesenkt wird, haben schlechte Keime keine Chance mehr und dein Immunsystem wird gestärkt. Du kannst resistente Stärke gerne nochmals erhitzen, zum Beispiel in Form von Bratkartoffeln oder Eintöpfen, sie behält auf jeden Fall ihre Form.

Inulin ist ebenfalls ein Ballaststoff, den der Darm ganz super findet. Die Bifidobakterien und Laktobazillen fangen an sich zu vermehren und können ihre schützende Aufgabe erfüllen. Nahrungsmittel wie Artischocken, Topinambur, Spargel oder Schwarzwurzeln enthalten viel Inulin. Du kannst es zwar auch in der Apotheke in Pulverform kaufen und in deinen Joghurt einrühren, doch hier ist das Risiko einer Überdosierung auch sehr hoch. Die Überdosierung ist in diesem Sinne zwar nicht schlimm, führt aber zu unangenehmen Blähungen.

Milchsäurebakterien sorgen für einen gesunden Darm und sind für die Darmsanierung sehr wichtig. Da Hitze die Bakterien tötet, sind sie in Lebensmitteln nur bedingt zu finden. Naturjoghurt wird jedoch nicht erhitzt, weshalb sie darin enthalten sind. Auch in Sauerkraut, das noch nicht erhitzt wurde, sind viele davon zu finden. Eine Möglichkeit wäre es auch, das Sauerkraut selbst zu fermentieren oder es im Reformhaus zu kaufen.

Beta-Glucane überziehen den Magen und Darm mit einer Art Schutzgel, was eine wahre Beruhigung für die Schleimhaut ist. Auch du hast die Beta-Glucane schon unbewusst gegessen, nämlich in Form von Haferschleim. Im Obst dagegen findest du Pektine, welche auch eine beruhigende Wirkung haben. Idealerweise pürierst du das Obst oder Gemüse oder hobelst es ganz fein, denn nur so, löst du die Pektine auch richtig heraus. Denke also daran, was du als Kind bei einer Magen-Darm-Grippe bekommen hast. Haferschleim, pürierte Banane oder geraspelten Apfel und genau das ist es, was die Schutzschicht für deine Schleimhaut bildet.

Wie auch immer du die Sache angehen möchtest, denke daran, dass du gut daran tust, täglich frisch zu kochen. So nimmst du auch ganz automatisch gesündere Sachen zu dir. Fast Food, Fertiggerichte und Co. sollten von deinem Speiseplan verbannt werden. Schaffst du das nicht gleich, so versuche zumindest diese Ernährung so selten wie möglich zu betreiben. Gerade die reinen Wochen der Darmreinigung und -sanierung sollten dich anspornen ausnahmsweise einmal auf deine Ernährung zu achten. Auch später wirst du das dann automatisch machen, weil du jetzt siehst, wie gut dir die ganze Umstellung tut.

Daran erkennst du einen ungesunden Darm

Schnell stellt sich bei dir die Frage, woher du weißt, dass dein Darm ungesund ist. Leider ist er ein sehr geduldiger Geselle und meldet sich erst dann zu Wort, wenn es schon arg um ihn steht. Dann ist es natürlich schon zu spät, noch schnell etwas zu unternehmen. Wenn du aber ein bisschen auf deinen Körper hörst, kannst du auch schon an kleinen Symptomen erkennen, dass dein Darm eventuell schon leidet.

Pass auf, es sind zwar ganz banale Anzeichen, die du als normal abstufst, aber sie können schon ein Anzeichen sein. Leidest du ständig unter Müdigkeit und möchtest du dich nach dem Essen am liebsten schlafen legen? Hat sich deine Sehschärfe verschlechtert? Leidest du unter Schwindel oder Kopfschmerzen? Ganz genau, du denkst jetzt bestimmt, dass das nicht auffällig ist und doch jeder Mensch einmal hat. Doch es können auch Anzeichen dafür sein, dass dein Darm ungesund ist.

Verdauungsprobleme dagegen hat nicht jeder, der einen ungesunden Darm hat. Der Toilettengang funktioniert normal, der Stuhlgang ist normal geformt und Blähungen entstehen auch nur selten. Man müsste also meinen, dass doch alles gut ist. Doch so ist es eben nicht!

Der Darm ist dein Schutzwall im Körper. Er arbeitet wie ein Chemiewerk und entscheidet darüber, welche Nährstoffe ins Blut abgegeben werden und welche nicht benötigt werden. Der ganze Stoffwechsel funktioniert nicht richtig, wenn der Darm ungesund ist. Die ganze Entgiftung läuft nur noch auf Sparflamme und das führt dazu, dass der ganze Körper nach und nach darunter leidet und so entwickelt er nach und nach auch bestimmte Beschwerden.

Du musst jetzt aber nicht zum Hypochonder werden und auf jedes noch so kleine Zwicken achten. Doch es gibt 7 Zeichen, die dir sicher anzeigen, dass dein Darm in einer schlechten Verfassung ist und dringend eine Darmsanierung braucht.

Ständige Müdigkeit

Im Normalfall stärkst du dich mit Nahrung und deshalb sollte man nach dem Essen auch mehr Energie haben. Verspürst du aber nach dem Essen grundsätzlich eine bleierne Müdigkeit, so liegt das an deiner Ernährung und daran, dass dein Darm total überfordert ist. Gerade wenn du sehr süß isst, ist dein Darm damit beschäftigt den Zucker zu verbrennen. Die Krux an der Sache ist aber, dass du ein Energieloch hast, weil der Zucker wegen der großen Menge nicht im Blut ankommt, wo er gebraucht wird, sondern gleich vom Darm verwertet wird. Eigentlich nicht schlimm, aber dein Darm ist mit dieser Arbeit so überlastet, dass du eben sehr müde wirst.

Hautprobleme

An deinem Hautbild kann man erkennen, wie es deinem Darm geht. Ein guter Arzt wird dir alleine an deinem Hautbild sagen können, ob dein Darm gesund ist oder nicht. Leidest du unter Neurodermitis, Akne, Ausschlägen oder anderem Problemen mit der Haut, kann das ein Anzeichen dafür sein, dass deine Darmschleimhaut nicht in Ordnung ist. Häufig sind das auch Anzeichen für einen Darmpilz.

Kopfschmerzen und wechselnde Laune

Studien besagen, dass das Gehirn und der Darm in Zusammenhang stehen. So haben Personen mit Darmproblemen auch häufig psychische Probleme, Kopfschmerzen oder Stimmungsschwankungen. Gerade Schwindel kann auch durch eine Histaminintoleranz entstehen, welche auch mit dem Darm zusammenhängt. Wenn du also häufig merkst, dass dein Wohlbefinden vom Kopf her nicht gut ist, so kann das durchaus ein Hilferuf des Darms sein.

Pilzinfektionen

Pilze lieben ein feuchtes, basisches Klima. Bestes Beispiel der Scheidenpilz. Doch auch im Darm können sie ganz gut wachsen. Oftmals kommt bei Stuhluntersuchungen raus, dass der Darm ein basisches Milieu aufweist. Das bedeutet für dich, dass sich Pilze darin pudelwohl fühlen. Ein basisches Milieu ist für viele Bereiche des Körpers wünschenswert, doch im Darm sollte es sauer sein. Nur so wird auch die Nahrung richtig aufgespalten und bedenke, im Magen ist es wegen der Magensäure ja auch sauer.

Allergische Reaktionen

Vielleicht denkst du jetzt, wie viele andere auch, Allergien sind angeboren. Doch so stimmt das nicht. Oftmals hängen Allergien auch mit einem ungesunden Darm zusammen. Der Darm sorgt für ein gesundes Immunsystem und dieses wiederum ist dafür zuständig, wenn es auf bestimmte Stoffe überreagiert. Willst du ein starkes Immunsystem, brauchst du also einen starken Darm. Es ist nachgewiesen, dass eine Darmentzündung auch zu Reizungen der Atemwege führen kann.

Gestörter Schlaf

Nach dem Essen bist du hundemüde und würdest so gerne schlafen. Liegst du aber in der Nacht im Bett, wälzt du dich von einer Seite auf die andere und findest Schafe zählen einfach nur noch blöd. Ja auch das ist dein Darm. Er ist für das Serotonin und das Melatonin zuständig. Das Melatonin ist das Schlafhormon, das du benötigst, um zur Ruhe zu kommen. Doch nicht nur die Hormone können deinen Schlaf rauben. Auch Blähungen können hier sehr nervig sein. Natürlich muss eine Schlafstörung nicht unbedingt mit dem Darm zusammenhängen, doch es wäre zumindest ein

Hinweis ihn einmal näher zu untersuchen.

Autoimmunsystem

Viele Autoimmunerkrankungen wie eine Schilddrüsenfehlfunktion oder Erkrankungen der Nerven können durchaus vom Darm kommen. Warum? Weil der Darm für dein Immunsystem zuständig ist. Wenn du alles genau gelesen hast, wird dir also auch klar sein, warum du unter Umständen eine Darmsanierung brauchst, damit die Schilddrüsentabletten überhaupt helfen können.

Denke bitte daran, dass natürlich nicht an jeder Erkrankung der Darm schuld ist, aber es kann für dich ein wichtiger Hinweis sein. Fakt ist nämlich auch, wenn es nur der Darm ist, so sind deine Probleme relativ schnell behoben.

Auch eine Vielzahl anderer Erkrankungen können durch einen gesunden Darm besser werden. Es soll kein Versprechen sein, dass es die nach der Darmsanierung so gut geht und du nie wieder krank wirst. Es ist aber durchaus möglich, dass zum Beispiel Allergien auf bestimmte Nahrungsmittel oder andere Dinge besser werden. Oftmals ist es einfach schon ausreichend, dass das Immunsystem angekurbelt wird.

Auf keinen Fall solltest du irgendwelche Tabletten absetzen, weil du denkst, dass du nach der Darmsanierung ein neuer Mensch bist. Es ist gut, wenn du dich so fühlst, jedoch ist ein Absetzen der Tabletten nur mit ärztlicher Rücksprache sinnvoll.

Darmsanierung – der Weg zum gesunden Darm

Möchtest du es angehen und eine Darmsanierung starten? Dann los! Es wird nicht unbedingt ein Zuckerschlecken, denn auch du musst dich umstellen. Sei dir darüber bewusst, dass es auch für deinen Darm am Anfang kein Spaß sein wird. Er kann dir ein paar Probleme machen und rebellieren, aber das wird sich schnell geben.

Wichtig ist natürlich, dass du gesund und bei Kräften und weder schwanger bist noch stillst. In solchen Fällen ist es ratsam erst einen Arzt zu konsultieren. Er wird dich untersuchen und dir sage, ob du vielleicht ein paar Dinge ganz besonders beachten musst. Auch Diabetiker müssen hier mit dem Arzt sprechen, da die Kohlenhydratzufuhr reduziert ist. Es kann sein, dass das Insulin oder die Tabletten Dosis angepasst werden müssen, damit es zu keiner Unterzuckerung kommt.

Gibt der Arzt aber sein Okay, steht der Darmsanierung nichts mehr im Wege. Lass dir im Übrigen von deinem Arzt nicht hereinreden. Manche Ärzte raten ihren Patienten auch gerne davon ab, weil sie nichts davon halten, oder wollen ihnen stattdessen teure Medikamente andrehen. Du willst vom Arzt nur wissen, ob dein Gesundheitszustand eine Darmsanierung zulässt, alle anderen negativen Einwände oder gar Rezeptvorschläge interessieren dich nicht.

Zu Beginn stellt sich die Frage, wie lange die Darmsanierung dauert. Dafür gibt es kein Rezept. Es hängt davon ab, wie es dir geht und wie es vor allen Dingen deinem Darm geht. 14 Tage musst du auf jeden Fall einplanen. Dann kannst du dein erstes Resümee ziehen. Du wirst dann schon merken, dass es dir besser geht und somit kannst du entscheiden, ob du weitermachen möchtest, oder sagt, jetzt reicht es.

Bedenke, dass erst nach einem Monat die ganzen Ablagerungen im Darm erst ausgeschieden werden können. Somit raten auch Ärzte dazu, die Darmsanierung mindestens 3 Monate durchzuziehen. So hat deine Verdauung auch Zeit sich umzustellen und wieder einen Rhythmus zu finden. Auch hast du in den 3 Monaten Zeit, deine Ernährungs- und Lebensumstellung zu verinnerlichen. Nach nur 2 Wochen fällt man schnell wieder in sein altes Muster zurück, du kennst das Problem bestimmt.

Eine Studie besagt über die Dauer Folgendes:

- gesund und unter 20: 14 Tage

- krank und unter 20: 4 Wochen

- gesund und zwischen 20 und 30: 3 Wochen

- krank und zwischen 20 und 30: 8 Wochen

- gesund und zwischen 30 und 40: 4 Wochen

- krank und zwischen 30 und 40: 12 Wochen

- gesund und über 40: 4 bis 8 Wochen

- krank und über 40: 3 bis 6 Monate

Diese Studie kann dir ein Anhaltspunkt darüber sein, wie lange du deine Darmsanierung einplanen solltest.

Verzichte während der Darmsanierung auf tierisches Eiweiß und versuche die möglichst pflanzlich oder vegan zu ernähren. Streichen solltest du in dieser Zeit auf jeden Fall folgende Dinge:

- raffinierte Zucker oder Produkte mit diesem

- Weißmehl

- Milchprodukte

- Fleisch

- Koffein

- Alkohol

- Salz nur in ganz geringen Mengen

Sieh diese Liste nicht als große Entbehrung, denn das ist nur ein kleiner Teil, auf den du verzichten musst. Man könnte diese Liste noch erweitern, was aber für dich die ganze Sache anstrengender machen würde.

Folgende Dinge solltest du dafür in dein tägliches Leben einplanen:

- Blattgemüse

- Knollengemüse

- Fruchtgemüse

- Hülsenfrüchte

- Kräuter

- Salate

- Buchweizen, Quinoa, Hirse

- aus Hülsenfrüchten gewonnene Nudeln

- Mandeln und Nüsse

- Sprossen

- Samen

- Bio-Öle

- Wasser ohne Kohlensäure, basische Tees, kaltgepresste Säfte

Versuche dein Essen bewusst zu genießen und kaue alles richtig gut durch. Bedenke, dass die Verdauung ja schon im Mund beginnt und der Speichel für das Zersetzen auch sehr wichtig ist. Kommt das Essen schon als richtiger Brei im

Magen an, hat auch dieser weniger zu tun.

Ratsam ist es auch täglich mehrere
Flohsamenschalen-Mineralerde-Shakes zu trinken.
Diese machst du wie folgt:

1 Teelöffel Flohsamenschalen

1 Teelöffel Mineralerde

400 ml Wasser

Alles in einem Shaker zusammen gut vermischen
und immer 1 Stunde vor einer Mahlzeit trinken
oder wahlweise 2 Stunden danach. Du kannst
gerne auch nur morgens und abends einen Shake
trinken, bis du und dein Darm sich daran gewöhnt
haben.

Die Flohsamenschalen reinigen deinen Darm von
Ablagerungen und von zu hartem Kot, der so nicht
ausgeschieden wird. Sie quellen im Darm auf und
nehmen auf ihrem Weg nach draußen alles mit,
was nicht im Darm bleiben muss.

Die Mineralerde dagegen bindet die Giftstoffe.
Das ist ganz praktisch, denn die Flohsamenschalen
lösen sie und die Mineralerde macht sie
unschädlich. Eine perfekte Kombination also
während der Entgiftung.

Vergiss nicht auch ein Probiotikum einzunehmen,
damit sich dein Staat im Darm wieder gut

vermehren kann.

Gibt dein Geld nicht unnötig aus

Der Markt bietet viele Produkte für die Darmsanierung an. Von Kapseln über Pulver bis hin zu diversen Shakes und was sonst noch alles. Das kostet nicht nur einen Haufen Geld, es ist auch unnötig. Das Einzige was du wirklich brauchst, ist ein Probiotikum. Alles andere sind hochwertige Zutaten für deine Gerichte und Shakes, die du aber in jedem Bioladen oder Reformhaus bekommst. Lass dir vom Fachhandel nichts andrehen. Oftmals sind die Produkte zwar gut gemeint, haben aber im Grunde keine wirklich positive Wirkung. Du nimmst sie und denkt, du tust dir etwas Gutes, aber in Wirklichkeit leeren sie nur deinen Geldbeutel.

Alles was du brauchst, hast du hier vor dir. Eine gute Anleitung und viele leckere Rezepte, die dein Darm lieben wird.

Lass dich von Nebenwirkungen nicht entmutigen

Du wirst wahrscheinlich während der Darmreinigung und Sanierung ein paar Dinge an dir feststellen, die unangenehm sind. Diese Nebenwirkungen sind nicht schlimm und zeigen dir lediglich, dass in deinem Körper etwas passiert. Mache deshalb nicht den Fehler jetzt alles abzubrechen.

Es kann zu Kopfschmerzen, Verdauungsproblemen, Müdigkeit oder unreiner Haut kommen. Das liegt daran, dass Toxine, also Giftstoffe gelöst werden und die müssen irgendwie ausgeschieden werden. Leider hinterlassen sie beim Verlassen des Körpers eben unangenehme Erscheinungen. Diese vergehen aber auch ganz schnell wieder.

Damit du mit den Nebenwirkungen besser klar kommst, versuche deinem Körper bei der Entgiftung zu helfen. Bewege dich an der frischen Luft, denn dadurch förderst du die Durchblutung. Auch verbessert es den Lymphfluss, was dafür sorgt, dass die Giftstoffe schneller ausgeschieden werden. Mache Bauchmassagen im Uhrzeigersinn um den Bauchnabel herum für etwa 10 Minuten. Dadurch wird die Bewegung des Darms gefördert und Abfallprodukte werden schnell durch ihn transportiert.

Hol dir Power!

Das Thema Müdigkeit wurde bereits angesprochen und gerade, wenn du berufstätig bist oder eine Familie hast, kann das natürlich ein Problem sein. Es heißt zwar, du sollst dich ausruhen, damit der Körper seine Arbeit machen kann, doch das ist leider nicht immer in den Alltag einzubauen. Dein Chef fordert deine Arbeitskraft und deine Familie wird auch wenig Verständnis zeigen.

Da die Müdigkeit meist schon zu Beginn der Darmsanierung auftritt, könntest du dir zwei Wochen Urlaub nehmen. Vielleicht hast du auch die Möglichkeit diese zwei Wochen so zu planen, damit du von deiner Familie nicht zu sehr gefordert wirst.

Der Powerdrink kann dir hier auch ein wenig helfen. Diesen kannst du auch gerne statt einer Mahlzeit zu dir nehmen. Du machst ihn wie folgt:

100 g Dinkelgras

150 g Löwenzahn

½ Bio-Zitrone

400 g Äpfel

1 Scheibe Ingwer

Erst gehen das Dinkelgras und der Löwenzahn durch den Entsafter, dann die Zitrone und der Ingwer und am Ende die Äpfel. Das Ganze mit Wasser verdünnen, bis du auf ½ Liter Saft kommst.

Trinke den Saft langsam und im Idealfall auf nüchternen Magen.

Solltest du das Entsaften als sehr zeitaufwendig empfinden, so kannst du auch die Früchte mit Wasser mixen und Grünpulver verwenden. Dann erhältst du einen Smoothie, der auch sehr lecker ist.

Sehr wichtig bei deiner Mission ist trinken.
Versuche so viel Wasser ohne Kohlensäure zu
trinken,

wie es nur geht. Es nimmt nicht nur die Gelüste
auf Essen oder Süßes, sondern hilft auch dabei,
dass Giftstoffe möglichst schnell ausgeschieden
werden. Je schneller die Schlacken und Gifte weg
sind, umso weniger können sie deinen Körper
belasten. Zwei Liter Wasser solltest du an einem
Tag mindestens schaffen.

Ein Thema, von dem du sicherlich nicht viel hören
möchtest, ist der Darmeinlauf. Du bist nicht der
Erste, der sich dagegen sträubt, doch es muss sein.
Er hilft nicht nur dabei mit Verdauungsproblemen
besser klarzukommen, sondern trägt seinen Teil
zur Darmreinigung bei. Du wirst auch merken,
dass die Hautprobleme sichtbar besser werden,
denn das Gift verlässt den Körper so natürlich viel
schneller. Ein Einlaufset erhältst du in jeder
Apotheke. Es besteht aus einem Behälter mit
einem Schlauch dran und einem Röhrchen. Wie oft
du die Spülung machst, hängt von deinem
Wohlbefinden ab. Du kannst ihn grundsätzlich
einmal in der Woche machen oder bei Bedarf. Du
kannst ihn zu Beginn aber auch jeden zweiten Tag
machen und dann ab der zweiten Woche auf
einmal wöchentlich reduzieren.

Die Leber ist das Organ, das bei deiner Darmsanierung besonders leiden muss. Alle Giftstoffe gehen über die Leber, sie ist praktisch das Reinigungsorgan deines Körpers. Dabei leistet sie Großartiges, denn sie ist in der Lage sich innerhalb kürzester Zeit immer wieder zu regenerieren, sofern sie nicht zu kaputt ist. Doch damit sie ihre Reinigungsfunktion auch gut machen kann, braucht sie gerade jetzt deine Unterstützung. Die Leber liebt Bitterstoffe. Gönn ihr diese in Form von Artischocken, Endiviensalat, Chicorée oder bitteren Kräuterpulvern.Du kannst deine Leber auch mit warmen Wickeln unterstützen. Lege dir ein warmes Kirschkernkissen auf die Leber und lege dich ein wenig hin. Die Wärme sorgt für eine schnellere Entgiftung. So werden die Giftstoffe schneller aus der Leber geleitet. Diese Leberwickel werden bei fast allen Fastenkuren empfohlen, weil auch hier dieses wunderbare Organ Höchstleistung liefern muss.

Basische Ernährung – das Geheimnis

Immer wieder wird davon gesprochen, dass der Körper übersäuert ist und, dass basische Nahrungsmittel helfen. Nur die wenigsten wissen, was damit eigentlich gemeint ist. Geht es dir auch so?

Wir machen alle schon einen großen Fehler. Wir trinken am Morgen unsere Tasse Kaffee, vielleicht bist du auch Raucher und trinkst am Abend gerne ein Glas Wein oder Bier. Das sind schon einmal drei banale Faktoren, die deinen Körper übersäuern. Die Folge können Sodbrennen sein, aber auch Verdauungsprobleme, eine unreine Haut, eine blasse Gesichtsfarbe und viele andere Anzeichen.

Die Lebensmittel werden im Fachbereich in drei Stufen eingeteilt.

- basisch

- sauer

- neutral

Du musst dich nicht rein basisch ernähren, wenn du deine Kur beendet hast, solltest aber darauf achten, dich überwiegend basisch und ein wenig neutral zu ernähren. Der Bereich sauer, sollte nach Möglichkeit ganz aus deinem Leben gestrichen werden.

Möchtest du dich basisch ernähren, darfst du weitestgehend alle Gemüse- und Obstsorten essen. Ganz nebenbei haben diese Dinge auch wenig Kalorien, weshalb du auch keine Gewichtsprobleme haben wirst.

Zu den sauren Lebensmitteln gehören Fisch, Fleisch, Milchprodukte, Süßigkeiten und Kaffee. Diese Dinge darfst du zwar essen, aber nur selten, damit dein Körper nicht wieder übersäuert und deine Darmbakterien aus dem Gleichgewicht geraten.

Dein Säure-Basen-Haushalt im Blut sollte nach Möglichkeit ausgeglichen sein. Das bedeutet, dass du dich nicht nur rein basisch ernähren musst, was auch auf Dauer nicht gesund wäre. Achte auf eine ausgewogene gesunde Ernährung und versuche auf saure Lebensmittel ebenso gut es geht zu verzichten. Dein Kaffee am Morgen muss natürlich nicht ganz gestrichen werden, aber vielleicht kannst du ihn an manchen Tagen auch durch einen Kräutertee ersetzen.

Du wirst sehen, dass du dich schnell daran gewöhnt hast und die Wirkung des Kaffees am Morgen nicht unbedingt brauchst.

Was die ausgewogene Ernährung betrifft, hast du für manche Produkte auch tolle Alternative, die deinen Körper eben nicht übersäuern.

Diese Liste hilft dir ein wenig weiter:

Saure Lebensmittel	Basische oder neutrale Alternativen
Weißmehlprodukte wie Brot	Vollkornprodukte
Weißer Reis	Buchweizen, brauner Reis, Quinoa, Amaranth
Couscous aus Weizen	Couscous aus Dinkel
Schwarzer Tee	Grüner Tee oder Kräutertee
Kaffee	Lupinenkaffee
Hartweizennudeln	Konjak Nudeln
Trinkschokolade mit Zucker	Trinkschokolade mit Mandelmilch und unentöltem Kakaopulver

Milch	Mandelmilch, Reismilch, Hafermilch, Sojamilch
Butter oder Margarine	Kokosfett
Glutenhaltige Vegetarier-Produkte	Tofu
Zucker	Stevia, Honig, Agavendicksaft, Kokosblütenzucker
Frühstücksflocken mit Zucker	Haferflocken, in Wasser eingelegt
Süßigkeiten	Trockenobst

Es mag am Anfang eine sehr große Umstellung sein, dies alles umzusetzen. Sicherlich sind auch einige Lebensmittel dabei, die dir vielleicht nicht schmecken. Gib diesen aber auch eine Chance! Oftmals sind deine Geschmacksnerven das Problem. Du bist schon so sehr an deine ungesunde Ernährung und die ganzen Geschmacksverstärker und Zuckerstoffe gewohnt, dass dir der pure Geschmack von Obst zum Beispiel nicht schmeckt. Probier es aber auch. Schon nach kurzer Zeit haben sich deine Geschmacksnerven daran gewöhnt und dir werden plötzlich auch diese Dinge schmecken.

Als kleines Beispiel: Du isst häufig Fertigprodukte. Wenn du auf diese eine gewisse Zeit verzichtest und selbst mit frischen Zutaten kochst, wirst du nach wenigen Wochen gleich merken, wie unnatürlich Fertiggerichte schmecken. Sie sind total salzig und man schmeckt nicht wirklich heraus, um was es sich eigentlich handelt.

Rezepte

Salate

Basischer Herbstsalat

4 Portionen

Zubereitungszeit: 20 Minuten

Nährwerte/Portion:

31 g Fett

7 g Eiweiß

24 g Kohlenhydrate

419 kcal Kalorien

Zutaten für den Salat:

400 g Romanasalat

150 g Radicchio Salat

100 g Karotten, geschält und in 5 cm lange Streifen geschnitten

160 g roter Apfel, entkernt und in 8 mm Würfel geschnitten

230 g Avocado, entkernt und in Scheiben geschnitten

2 EL Mandelblättchen, geröstet

Zutaten für das Dressing:

1 Orange, entsaftet

1 Limette, entsaftet

3 EL Olivenöl

1 EL Walnussöl

20 g Mandelmus

1 EL Senf

1 EL Yaconsirup

Kristallzucker

Pfefferkörner

Zubereitung:

Den Salat waschen, trocknen und in mundgerechte Stücke zupfen. Zusammen mit den anderen Zutaten in eine große Schüssel geben. Die Mandelblätter noch nicht hineingeben.

Die Zutaten für das Dressing vermischen und über den Salat geben. Gut durchmischen und mit den Mandelblättchen bestreuen.

Spinatsalat mit Mango

4 Portionen

Gesamtzeit: 20 Minuten

Zubereitungszeit: 15 Minuten

Kochzeit: 5 Minuten

Zutaten:

10 g Ahornsirup

150 g Mango, entkernt und ohne Schale

40 g Cashewnüsse

150 g Spinat

25 g Balsamico Essig

100 g Karotten

1 g Pfeffer

20 g Olivenöl

1 g Salz

Zubereitung:

Den Spinat im Wasserbad reinigen und in ein Sieb zum Abtropfen geben. Jetzt die Mango würfeln, die Karotten in Streifen schneiden und alles mit dem Spinat in einer Schüssel mischen.

Die Cashewnüsse in einer Pfanne kurz anrösten. Kein Öl dafür verwenden.

Olivenöl, Essig, Salz, Ahornsirup und Pfeffer vermischen und über dem Salat verteilen. Die Cashewnüsse darüber streuen.

Cäsar-Salat

2 Portionen

Zubereitungszeit: 10 Minuten

Zutaten:

260 g Lattich

20 g Pinienkerne

1 Noriblatt

Dressing:

50 ml Hafersahne

1 Esslöffel Olivenöl

1 Esslöffel Zitronensaft

1 Esslöffel Chiasamen

1 Esslöffel Edelhefeflocken

Kristallzucker

schwarzer Pfeffer

Zubereitung:

Den Lattich waschen und trocken schütteln und grob zerteilt in eine Schüssel geben.

Die Zutaten für das Dressing vermischen und über den Salat geben.

Am Ende die Pinienkerne über dem Salat verteilen und mit Noriblattstreifen dekorieren.

Gartensalat

2 Portionen

Zubereitungszeit: 15 Minuten

Zutaten:

100 g Grünkohlblätter – ca. 3 Minuten blanchieren, über ein Sieb abtropfen und in Streifen schneiden

100 g Weißkohl – waschen, abtropfen lassen und in Streifen schneiden

100 g Cherrytomaten – halbieren

100 g Weintrauben – waschen

50 g Karotte – schälen und in Streifen hobeln

1 Esslöffel Sonnenblumenkerne – als Topping

1 Esslöffel Kürbiskerne – als Topping

Dressing

3 Esslöffel Olivenöl

3 Esslöffel frisch gepresster Zitronensaft

2 Esslöffel Bio Balsamico Essig (gerne auch Apfelessig)

2 Esslöffel Goji-Beeren

2 Esslöffel Sprossen

Kristallsalz

schwarzer Pfeffer

Zubereitung:
Die Zutaten für das Dressing gut vermischen und in eine Schüssel geben. Jetzt den Grünkohl untermischen und danach den Weißkohl. Sobald die Blätter vermischt sind, die restlichen Zutaten in die Schüssel geben. Alles nochmals gut vermischen.
Den Salat mit den Kernen dekorieren und servieren.

Chicoréesalat mit cremiger Sauce

2 Portionen

Zubereitungszeit: 20 Minuten

Zutaten:

150 g Chicorée

150 g reife Avocado

240 g reife Mango

6 g Kurkuma Pulver

11/2 Teelöffel Mandelmus

1 Esslöffel Yaconsirup

2 Esslöffel Zitronensaft

1 Teelöffel geriebener Ingwer

Kristallsalz

schwarzer Pfeffer

2 Esslöffel Wasser

Zubereitung:

Die Zutaten für das Dressing in einer Schüssel gut vermischen.

Zwei Schalen nehmen und diese mit den gewaschenen Chicoréeblättern auskleiden. Avodacowürfel und Mangowürfel in die Mitte legen und mit der Salatsauce übergießen.

Rote Beete-Rettich-Rohkost

2 Portionen

Zubereitungszeit: 15 Minuten

Zutaten:

150 g weißer Rettich

150 g Rote Bete

½ Apfel

1 Avocado

½ Zwiebel

Kürbiskerne

3 Esslöffel Algen für Salate

Kräutersalz

Saft einer ½ Orange

¼ Bund Petersilie

Zubereitung:

Die Zwiebelwürfel und Avocadowürfel mit den Salatalgen vermischen und Salz sowie Orangensaft darüber geben. Darauf achten, dass die Algen gut im Saft liegen, damit sie weichen können.

Die Rote Bete und den Rettich schälen und mit dem Apfel in Streifen reiben. Anschließend in die Algenmischung einmischen.

Mit Kräutersalz nach Geschmack würzen und mit den Kernen und gehackter Petersilie bestreuen. Servieren.

Winterlicher Feldsalat

2 Portionen

Gesamtzeit: 15 Minuten

Zubereitungszeit: 5 Minuten

Kochzeit: 10 Minuten

Zutaten:

100 g Feldsalat

¼ Rote Bete

5 Kumquat

Dattelsirup

1 Clementine

Mandelöl

Kräutersalz

weißer Pfeffer

Zubereitung:

Den Feldsalat penibel säubern, damit kein Sand in den Blättern bleibt und trocken. Kumquats ebenfalls säubern und von der Schale befreien. Etwas Dattelsirup mit den Kumquats in eine Pfanne geben und karamellisieren. In dieser Zeit die Rote Bete fein raspeln.

Die Clementine auspressen und mit Mandelöl, Salz und Pfeffer gut vermischen und alles nach Geschmack abschmecken. Den trockenen Feldsalat jetzt mit dem Dressing vermischen und anrichten.

Am Ende auf dem Feldsalat die Kumquats und die Rote Bete verteilen.

Petersiliensalat

4 Portionen

Zubereitungszeit: 30 Minuten

Zutaten:

120 g Petersilie

30 g Pfefferminze

2 Tomaten

1 Zwiebel

2 Knoblauchzehen

5 Esslöffel Sesamöl

1 Zitrone

1 Teelöffel Salz

Pfeffer

Koriander, gemahlen

Olivenöl

Zubereitung:

Minze und Petersilie waschen und vom Stil
zupfen. Den Sesam rösten, bis er hellbraun ist. Die
Tomaten vierteln und das Kerngehäuse
herausnehmen. Anschließend in Würfel schneiden.
Den Knoblauch fein hacken.

Die Zitrone pressen und den Zitronensaft mit Öl,
dem fertigen Sesam, Koriander, Salz und Pfeffer
und gehackten Knoblauch vermengen.

Die Petersilie mit den Tomaten und dem Dressing
vermischen und kurz ziehen lassen. Am Ende mit
den Sesamkörnern dekorieren und gleich
anrichten.

Frühstück

Basisches Früchte-Frühstück

2 Portionen

Gesamtzeit: 25 Minuten

Zubereitungszeit: 10 Minuten

Kochzeit: 15 Minuten

Nährwerte/Portion:

2 g Fett

4 g Eiweiß

47 g Kohlenhydrate

223 kcal Kalorien

Zutaten:

2 Bananen

2 Äpfel

1 Handvoll Beeren

100 ml Mandelmilch

4 EL Erdmandelflocken

Zubereitung:

Die Bananen auf einem Teller mit einer Gabel zu Mus drücken und auf 2 Schälchen aufteilen. Die Äpfel raspeln und mit dem Bananenmus vermischen.

Nun die Milch mit den Mandeln mischen und über dem Mus verteilen. Beeren nach Wahl auf dem Mus-Milch-Gemisch verteilen und servieren.

Basisches Müsli

1 Portion

Gesamtzeit: 10 Minuten

Zubereitungszeit: 5 Minuten

Kochzeit: 5 Minuten

Nährwerte/Portion:

2 g Fett

5 g Eiweiß

15 g Kohlenhydrate

87 kcal Kalorien

Zutaten:

150 ml Mandeldrink

3 Esslöffel Beerenfrüchte

1 Teelöffel Yaconsirup

1 Esslöffel Kastanienflocken

1 Esslöffel Erdmandelflocken

Zubereitung:

Kastanienflocken, Beeren und Yaconsirup vermischen.

In einem Topf den Mandeldrink kurz erwärmen, leicht aufschäumen und über die Mischung gießen.

Das Müsli mit Erdmandelflocken bestreuen und servieren.

Frühstücksbrei

1 Portion

Zubereitungszeit: 15 Minuten

Zutaten:

1 Karotte

1 Apfel

1 Banane

1 Esslöffel Mandeln

1 Teelöffel Rosinen

Zubereitung:

Die Zutaten schälen und mit einem Pürierstab in einem hohen Gefäß cremig pürieren. Servieren.

Heidelbeercreme

2 Portionen

Gesamtzeit: 40 Minuten

Zubereitungszeit: 40 Minuten

Zutaten:

200 g Heidelbeeren

5-6 Esslöffel weißes Mandelmus

1 Esslöffel Zitronensaft

½ Teelöffel Bourbon-Vanille

1 Prise Salz

Mandelblättchen als Deko

Zubereitung:

Alle Zutaten bis auf die Mandelblättchen in einem hohen Gefäß pürieren und alles in zwei Schalen füllen. Die Mandelblättchen als Deko auflegen und für 30 Minuten im Kühlschrank kühlen.

Bananen-Mandel-Shake

1 Portion

Zubereitungszeit: 10 Minuten

Zutaten:

250 ml Mandelmilch

1 große Banane

2 Prise Zimt

Ahornsirup

Zusammensetzung:

Alle Zutaten im Mixer cremig pürieren und mit etwas Ahornsirup nach Geschmack süßen.

Blut-Smoothie

2 Portionen

Zubereitungszeit: 10 Minuten

Zutaten:

1 Handvoll Spinat

1 geschälte Banane

1 Teelöffel Gerstengraspulver

250 ml Kokosnusswasser

2 Esslöffel weißes Mandelmus

½ Teelöffel Vanillemarkpulver

1 Esslöffel Leinöl

1 Teelöffel Zimt

1 Teelöffel Kurkuma

1 Prise schwarzer Pfeffer

Zubereitung:

Alle Zutaten in ein hohes Gefäß geben und mit dem Mixer fein pürieren. In Gläser füllen und gleich trinken.

Mandel-Fruchtsmoothie

2 Portion

Zubereitungszeit: 10 Minuten

Zutaten:

2 Äpfel

1 Pfirsich

½ Banane

400 ml Mandelmilch

Saft einer ½ Zitrone

2 Esslöffel Sanddornmuttersaft

1 Esslöffel Yaconsiurp

2 Esslöffel Mandelmus

1 Prise Kristallsalz

Zubereitung:

Das Obst in grobe Stücke schneiden und mit den ganzen Zutaten im Mixer pürieren. Gleich servieren.

Kirsch-Bananen-Smoothie

2 Portionen

Zubereitungszeit: 10 Minuten

Zutaten:

500 g Kirschen

1 Banane

5 Blätter Zitronenmelisse

Zubereitung:

Die Kirschen entkernen und die Banane in Stücke teilen. Alles in einem hohen Gefäß mit dem Pürierstab pürieren. Sollte der Smoothie zu dick sein, etwas Wasser zugeben.

Am Ende in Gläser füllen und mit der Zitronenmelisse anrichten.

Wintermüsli

2 Portionen

Zubereitungszeit: 10 Minuten

Zutaten:

4 Esslöffel Chiasamen

12 Esslöffel Mandelmilch

½ Kaki

1 Grapefruit

4 Esslöffel gekeimtes Wintermüsli

Zubereitung:

Die Chiasamen in die Mandelmilch geben und für 1 Stunden weichen. Währenddessen die Kaki würfeln. Die Grapefruit in einzelne Fruchtstücke teilen.

Zwei Gläser bereitstellen und zuerst den Chiapudding einfüllen. Anschließend die Kaki darauf verteilen, dann das Müsli und am Ende die Grapefruitstücke. Gerne auch den ausgetretenen Saft der Grapefruit darüber verteilen.

Suppen

Rote Linsen-Suppe

4 Portionen

Gesamtzeit: 40 Minuten

Zubereitungszeit: 20 Minuten

Kochzeit: 20 Minuten

Zutaten:

200 ml rote, gewaschene Linsen

1 Liter Wasser

1 Stück Zwiebel

3 Stück Karotten

1 Teelöffel Harissa-Pulver

1 Esslöffel Tomatenmark

½ Teelöffel Paprikapulver, edelsüß

1 Esslöffel Kümmel

1 Esslöffel Gemüsesuppenpulver

2 Esslöffel Sauerrahm

2 Zehen Knoblauch

Salz

1 Stück Zitrone, ausgepresst

2 Esslöffel Olivenöl

Zubereitung:

Die geschälte Zwiebel und Karotten in Würfel schneiden. Im Anschluss die Zwiebeln in heißem Öl glasig andünsten, dann die Karotten zugeben und ebenfalls dünsten.

Nun die Linsen zugeben und gleich Wasser dazugießen. Mit Tomatenmark, Harissa-Pulver, Paprikapulver, Gemüsesuppe, Kümmel und der geschälten und gewürfelten Knoblauchzehen vermischen und für 20 Minuten leicht köcheln lassen.

Nach der Garzeit mit Salz würzen und den Sauerrahm einrühren. Mit einem Pürierstab fein pürieren und am Ende mit Zitronensaft nach Geschmack abschmecken.

Brennnesselsuppe

4 Portionen

Gesamtzeit: 15 Minuten

Zubereitungszeit: 5 Minuten

Kochzeit: 10 Minuten

Zutaten:

250 g Brennnessel

50 g Zwiebeln

5 g Olivenöl

50 ml Milch

30 g Mehl

1 g Salz

1 g Pfeffer

500 ml Gemüsesuppe

Zubereitung:

Die Zwiebeln schälen, würfeln und in Öl dünsten. Im Anschluss die Brennnesselblätter dazugeben und mit der Gemüsesuppe ablöschen.

In einer Schüssel Milch und Mehl gut verquirlen und unter Rühren in die Suppe zum Binden geben.

Mit Salz und Pfeffer nach Geschmack würzen und servieren.

Minestrone

4 Portionen

Gesamtzeit: 35 Minuten

Zubereitungszeit: 15 Minuten

Kochzeit: 20 Minuten

Zutaten:

10 g Majoran

1 g Lorbeerblatt

750 ml Gemüsesuppe

150 g Kohlrabi

100 g Stangensellerie

50 g Parmesan

30 g Frühlingszwiebeln

150 g Karotten

100 g Kartoffeln

250 g Tomaten

5 g Öl

1 g Pfeffer

1 g Salz

Zubereitung:

Das ganze Gemüse waschen, bei Bedarf schälen und in kleine Stücke schneiden.

In einem großen Topf das Öl erhitzen und das Gemüse im heißen Öl kurz anschwitzen, anschließend mit Gemüsebrühe ablöschen.

Mit Majoran, Salz, Pfeffer und Lorbeerblatt würzen und 15 Minuten bei niedriger Temperatur köcheln.

Am Ende mit Salz und Pfeffer nach Geschmack würzen und mit dem geriebenen Parmesan auf Tellern anrichten.

Paprikasuppe

4 Portionen

Gesamtzeit: 25 Minuten

Zubereitungszeit: 10 Minuten

Kochzeit: 15 Minuten

Zutaten:

400 g rote Paprika

1 Kartoffel

750 ml Gemüsebrühe

125 g Mandelsahne

Salz und Pfeffer

Kresse

Zubereitung:

Die Paprika in Stücke schneiden und in Gemüsebrühe für 10 Minuten kochen. Anschließend mit dem Pürierstab pürieren und die Sahne und geraspelte Kartoffel zufügen. Kurz erhitzen bis die Suppe eine dickere Konsistenz hat.

Mit Salz und Pfeffer abschmecken und mit Kresse bestreuen. Servieren

Kartoffel-Maronen-Suppe

4 Portionen

Gesamtzeit: 35 Minuten

Zubereitungszeit: 15 Minuten

Kochzeit: 25 Minuten

Zutaten:

250 g Kartoffeln

250 g Sellerieknolle

2 Karotten

200 g Maronen, gekocht

4 Schalotten

1 Esslöffel geriebener Ingwer

1 Knoblauchzehe

2 rote Äpfel

4 Esslöffel Kokosöl

1 Liter Gemüsebrühe

2 Teelöffel Majoran

2 Prisen Muskatnuss

2 Prisen Bourbon-Vanillepulver

1 Spritzer Zitronensaft

Kristallzucker

schwarzer Pfeffer

Majoran Blätter

Zubereitung:

Die geschälten und in Streifen geschnittenen
Schalotten mit Ingwer und gepresstem Knoblauch
in einem Topf mit heißem Öl anschwitzen. Im
Anschluss Karottenwürfel, Selleriewürfel und
Maronen für 6 Minuten mitbraten.

Jetzt geraspelte Äpfel dazugeben und mit
Gemüsebrühe ablöschen. Mit gehacktem Majoran
würzen und weitere 15 Minuten kochen.

Nun Vanille, Salz, Pfeffer und Muskat zugeben
und nochmals 5 Minuten köcheln. Mit einem
Pürierstab die Hälfte der Suppe cremig pürieren,
damit diese etwas dicklich wird.

Am Ende mit Zitronensaft leicht säuern,
abschmecken und mit den Majoran-Blättern
dekorieren.

Chinakohl-Maronen-Suppe

2 Portionen

Gesamtzeit: 30 Minuten

Zubereitungszeit: 15 Minuten

Kochzeit: 15 Minuten

Zutaten:

100 g Chinakohl

100 g gekochte Kastanien

100 g braune Champignons

600 ml Wasser

50 ml Hafersahne

2 Esslöffel Erdnussöl

1 Esslöffel gehackter Ingwer

5 Thymianzweige

2 Lorbeerblätter

Kristallzucker

schwarzer Pfeffer

2 Esslöffel gehackte Petersilie

Zubereitung:

In einer Pfanne Öl erhitzen und den Ingwer, die Thymianzweige, die Lorbeerblätter und die in Scheiben geschnittenen Champignons 3 Minuten anschwitzen. Nun den in Streifen geschnittenen Chinakohl und die gehackten Maronen zugeben und das Wasser eingießen. Bei niedriger Hitze 15 Minuten leicht köcheln.

Im Anschluss die Zweige und Lorbeerblätter wieder entfernen und mit Salz und Pfeffer würzen.

Am Ende die Sahne unterrühren, mit gehackter Petersilie bestreuen und servieren.

Brokkoli-Spinat-Suppe

2 Portionen

Gesamtzeit: 25 Minuten

Zubereitungszeit: 15 Minuten

Kochzeit: 10 Minuten

Zutaten:

400 g Brokkoli - in Röschen zerteilt

200 g Spinat - gesäubert

50 g Staudensellerie - in Ringe geschnitten

20 Cashewkerne

2 Teelöffel Kürbiskerne - in der Pfanne angeröstet

500 ml Wasser

250 ml Kokosmilch

2 Esslöffel Erdnussöl

1 Esslöffel Tamari

2 Esslöffel Hefeflocken

1 Teelöffel geriebener Ingwer

Kristallsalz

schwarzer Pfefferkörner

Zubereitung:

Öl in einer Pfanne erwärmen und den Ingwer mit den Cashewkernen und dem Sellerie für 3 Minuten anschwitzen. Im Anschluss mit Wasser ablöschen und aufkochen. Nun Brokkoli und Spinat in die Pfanne geben und alles 3 Minuten köcheln. Von dem fertigen Brokkoli eine Kelle entnehmen und auf einem Teller im Backofen warm stellen.

Das restliche Gemüse in der Pfanne mit Kokosmilch übergießen. Tamari und die Hefeflocken einrühren und aufkochen. Die Pfanne vom Herd stellen.

Mit einem Pürierstab die Suppe gründlich pürieren und mit Salz und Pfeffer nach Geschmack würzen. Jetzt die Suppe in eine Suppenschüssel schütten, die Brokkoliröschen aus dem Ofen einrühren und mit den Kürbiskernen dekorieren. Gleich servieren.

Heilfastensuppe

9 Portionen

Gesamtzeit: 55 Minuten

Zubereitungszeit: 15 Minuten

Kochzeit: 40 Minuten

Zutaten:

100 g Zwiebeln

2 bis 3 Knoblauchzehen

150 g Kartoffeln

150 g Karotten

100 g Pastinaken

100 g Fenchel

100 g Sellerie

3 Liter Wasser

2 Stängel Thymian

2 Stängel Rosmarin

3 Salbeiblätter

1 Zweig Liebstöckel

½ Bund Koriander

½ Teelöffel Kümmelsaat

½ Teelöffel Nelken

½ Teelöffel Wacholderbeeren

2 Lorbeerblätter

Zubereitung:

Die Zwiebeln schälen und Würfeln, den Knoblauch schälen und pressen, die Karotten, Kartoffeln, Pastinaken und den Sellerie schälen und Würfeln, den Fenchel würfeln.

Einen großen Topf mit dem Wasser füllen und alle Zutaten darin aufkochen. Für 30 Minuten bei niedriger Hitze köcheln. Das Gemüse abschöpfen und den Personen servieren, die nicht fasten.

Die Brühe bekommt der Fastende.

Für die Aufbautage kann das Gemüse in der Suppe bleiben und vom Fastenden verzehrt werden. Wegen der Menge lässt sich die Suppe sehr gut auf Vorrat kochen.

Achtung: Eine Fastensuppe immer ohne Brühwürfel kochen. Es reichen die Gewürze und das Gemüse in dem Wasser. Kein Salz verwenden und bei den Zutaten stets auf frische Bio-Ware achten.

Steckrüben Eintopf

2 Portionen

Gesamtzeit: 40 Minuten

Zubereitungszeit: 20 Minuten

Kochzeit: 20 Minuten

Zutaten:

350 g Steckrüben – geschält und gewürfelt

250 g Kartoffeln – geschält und gewürfelt

100 g Karotten – geschält und gewürfelt

50 g Staudensellerie – gehackt

500 ml Gemüsebrühe

2 Esslöffel Mandelmus

2 Esslöffel Olivenöl

Kristallsalz

schwarzer Pfeffer

5 Stängel Majoran – grob gehackt

1 Bund Petersilie – gesäubert

Zubereitung:

In einer Pfanne Öl erhitzen und die Selleriewürfel mit der Petersilie 2 Minuten dünsten. Anschließend den Rest des Gemüses in den Topf zugeben und mit Brühe aufgießen. Jetzt das Mandelmus unterheben und 20 Minuten köcheln.

Alles mit dem Pürierstab pürieren und mit Salz und Pfeffer nach Geschmack würzen. Mit Majoran dekorieren und servieren.

Blumenkohlsuppe

4 Portionen

Gesamtzeit: 35 Minuten

Zubereitungszeit: 15 Minuten

Kochzeit: 20 Minuten

Zutaten:

1 Blumenkohl

3 bis 4 Esslöffel weißes Mandelmus

2 Zwiebeln

1 Liter Gemüsebrühe

2 Esslöffel Kokosöl

1 Blatt Nori

Kristallzucker

Pfeffer

Muskatnuss

Zubereitung:

Das Kokosöl in einer Pfanne erhitzen und die gewürfelten Zwiebeln anschwitzen. Im Anschluss Blumenkohlröschen und Brühe dazugeben. Solange kochen, bis der Blumenkohl weich ist und die Suppe anschließend pürieren.

Das Mandelmus in ein wenig Wasser rühren und in die Suppe mischen. Nach Geschmack mit Salz und Pfeffer würzen und am Ende mit Noristreifen dekorieren.

Tomatensuppe

4 Portionen

Gesamtzeit: 40 Minuten

Zubereitungszeit: 20 Minuten

Kochzeit 20 Minuten

Zutaten:

500 g Tomaten

50 g Lauch

30 g Sellerie

60 g Karotten

1 Teelöffel Gemüsebrühe, ohne Gluten

Meersalz

Muskatnuss

Oregano

4 Teelöffel Hefeflocken

Zubereitung:

Die Tomaten säubern und würfeln. Sellerie, Möhren und Lauch reinigen und mit Schale würfeln.

1 Liter Wasser in einen Topf geben und das Gemüse mit der Brühe für 20 Minuten garen.

Die fertige Suppe durch ein Passiersieb streichen und nach Geschmack würzen. Vor dem Servieren mit den Hefeflocken bestreuen.

Vegetarisch

Süßkartoffelpüree

4 Portionen

Gesamtzeit: 20 Minuten

Zubereitungszeit: 10 Minuten

Kochzeit: 10 Minuten

Zutaten:

600 g Süßkartoffeln

1 g Chilipulver

100 ml Milch

20 g Butter

1 g Pfeffer

1 g Salz

Zubereitung:

Die geschälten Kartoffeln in Wasser 10 Minuten garen. Mit Milch und Butter vermischen und mit dem Pürierstab pürieren.

Jetzt mit Chilipulver, Salz und Pfeffer würzen und mit Gemüse servieren.

Bärlauch-Kartoffeln

2 Portionen

Gesamtzeit: 45 Minuten

Zubereitungszeit: 10 Minuten

Kochzeit: 35 Minuten

Zutaten:

20 g Bärlauch

100 g Joghurt

250 g Sauerrahm

400 g Kartoffeln

25 g Rapsöl

1 g Pfeffer

25 ml Wasser

1 g Salz

Zubereitung:

Die geschälten Kartoffeln vierteln und auf ein Backblech mit Packpapier legen. Den Bärlauch zusammen mit dem Öl pürieren und mit Salz würzen. Die Kartoffeln mit der Bärlauchpaste bestreichen und im Backofen bei 180 Grad Unter-/Oberhitze 35 Minuten backen.

Währenddessen Joghurt und Sauerrahm in einer Schüssel verrühren und mit Salz und Pfeffer nach Geschmack würzen.

Die Kartoffeln mit der Sauce servieren.

Kräuterbratkartoffeln zu Rucolasalat

2 Portionen

Gesamtzeit: 45 Minuten

Zubereitungszeit: 20 Minuten

Kochzeit: 25 Minuten

Zutaten:

700 g Kartoffeln

100 g Rucolasalat

2 Esslöffel Kokosöl

Kristallsalz

schwarzer Pfeffer

2 Esslöffel gehackte Petersilie

2 Esslöffel gehackter Oregano

Dressing:

3 Esslöffel Wasser

11/2 Esslöffel Mandelmus

1 Esslöffel Yaconsirup

1 Esslöffel Zitronensaft

Kristallsalz

schwarzer Pfeffer

Zubereitung:

Kartoffeln schälen und in Salzwasser 20 Minuten bissfest garen. In ein Sieb abschütten und in Viertel schneiden.

Für das Dressing alle Zutaten vermischen und mit Salz und Pfeffer abschmecken.

In einer Pfanne Kokosöl erwärmen, die Kartoffeln anbraten und mit Salz und Pfeffer abschmecken. Zum Schluss die Kräuter darüber geben und nochmals kurz anbraten.

Jetzt den gewaschenen und getrockneten Salat in einer Schüssel mit dem Dressing vermischen und alles servieren.

Kürbissalat

2 Portionen

Gesamtzeit: 25 Minuten

Zubereitungszeit: 20 Minuten

Kochzeit: 5 Minuten

Zutaten:

500 g geschälter Butterkürbis

60 g Birne

20 g Rucola

70 g Granatapfelkerne

8 Pekannüsse

2 Esslöffel Kokosöl

Dressing:

1 Esslöffel Sesamöl

1 Esslöffel Apfelessig

1 Esslöffel Tamari

1 Esslöffel Yaconsirup

1 Teelöffel weißer Sesamsamen

schwarzer Pfeffer

Zubereitung:

Den Kürbis in Streifen schneiden und auf ein mit Backpapier belegtes Backblech legen. Mit Kokosöl bespritzen und mit Salz und Pfeffer würzen. Dann im Backofen bei 180 Grad Umluft für 5 Minuten bissfest backen.

Nun alle Zutaten für das Dressing miteinander vermengen.

Den Salat, die Nüsse und Granatapfelkerne sowie Birnenscheiben in einer Schüssel geben. Den fertigen Kürbis untermischen und mit dem Dressing vermengen. Noch warm servieren.

Wildreissalat mit Tomaten und Mais

2 Portionen

Zubereitungszeit: 10 Minuten

Zutaten:

100 g Wildreis – für 2 bis 3 Tage in Wasser
einlegen und 2 x am Tag das Wasser wechseln

8 Cherrytomaten – geviertelt

100 g Zuckermais

1 Esslöffel Olivenöl

1 Esslöffel Balsamico Essig

1 Esslöffel Yaconsirup

3 Esslöffel gehackter Koriander

Kristallsalz

schwarzer Pfefferkörner

Zubereitung:

Sobald der Reis fertig gekeimt hat, diesen in ein Sieb abschütten, gut ausspülen und abtropfen.

Alle Zutaten für das Dressing in einer Schüssel vermischen.

Reis, Mais und Tomaten zugeben, gut vermischen und nach Geschmack mit Salz und Pfeffer abschmecken.

Wirsing-Kartoffel-Curry

2 Portionen

Gesamtzeit: 40 Minuten

Zubereitungszeit: 30 Minuten

Kochzeit: 10 Minuten

Zutaten:

100 g Wirsing

200 g Kartoffeln

Olivenöl

100 ml Mandelmilch

Kräutersalz

weißer Pfeffer

Currypulver

Kurkuma

Kreuzkümmel, gemahlen

Zubereitung:

Die Kartoffeln mit Schale bissfest garen und anschließend schälen.

Die Außenblätter vom Wirsing entfernen. Die restlichen Blätter in Würfel schneiden und in Olivenöl rösten. Kurkuma, Kreuzkümmel und Currypulver dazugeben, kurz mit braten und mit Mandelmilch löschen. Jetzt nur noch köcheln.

Die geschälten Kartoffeln würfeln und mit in die Pfanne gaben. Mit Salz und Pfeffer würzen und auf Tellern anrichten.

Ernährungsplan

So könnten ein Tag deiner Darmsanierung aussehen:

Morgens: ein großes Glas Wasser und etwa 15 Minuten später den Flohsamenschalen-Mineralerde-Shake

basisches Müsli

Snack: Obst, Säfte, Smoothies oder wieder ein Shake

Mittags: gedünstetes Gemüse oder Salat oder Gemüsesuppe

Snack: Trockenfrüchte oder Shake

Abends: Shake und 15 Minuten später gedünstetes Gemüse oder Gemüsesuppe

Um den Plan für dich leichter zu machen, beachte diese Dinge:

Das Frühstück beginnt in der Regel mit frischen Früchten. Wenn du das nicht so gerne magst, kann es auch ein Smoothie oder ein Brei aus Früchten sein. Wahlweise eben das Müsli aus den Rezepten.

Das Mittagessen soll den Organismus auch nicht zu sehr belasten, weshalb hier Salate oder Gemüse ideal sind.

Das Abendessen wird noch leichter gewählt, damit der Körper zum Abend hin, nicht viele Stunden mit der Verdauung beschäftigt ist. Deshalb sind Suppen ideal.

Snacks sind zwar nicht so gerne gesehen, verhindern aber, dass du in ein Hungerloch fällst. Wähle hierfür basische Snacks oder eben Obst. Hauptsache deine Zuckerreserven in den Zellen werden sanft aufgefüllt und der Heißhunger bleibt aus.

Hier erhältst du noch einen basischen Ernährungsplan für die nächsten 7 Tage:

Tag 1:

Frühstück: Basisches Müsli aus Kastanienflocken, Erdmandeln und Beeren

Mittagessen: Kräuterbratkartoffeln und Rucolasalat

Abendessen: Paprikasuppe

Tag 2:

Frühstück: Frühstücksbrei

Mittagessen: Kürbissalat, Rucola und Granatapfelkerne

Abendessen: Kartoffel-Maronen-Suppe

Tag 3:

Frühstück: Heidelbeercreme

Mittagessen: Cäsar-Salat

Abendessen: Chinakohl-Maronen-Suppe

Tag 4:

Frühstück: Bananen-Mandel-Shake

Mittagessen: Gartensalat

Abendessen: Brokkoli-Spinat-Suppe

Tag 5:

Frühstück: Früchtefrühstück

Mittagessen: Wildreis-Salat, Cherrytomaten und Mais

Abendessen: Steckrübensuppe

Tag 6:

Frühstück: gesunder Blut-Smoothie

Mittagessen: Chicoréesalat mit cremiger Sauce

Abendessen: Blumenkohlsuppe

Tag 7:

Frühstück: Mandel-Frucht-Smoothie

Mittagessen: Rote Beete-Rettich-Rohkost

Abendessen: Heilfastensuppe

Nach der Woche mit basischer Ernährung gehst du in eine weitestgehende normale Ernährung über mit basenüberschüssiger Nahrung. Das heißt, dass du darauf achtest, Lebensmittel zu essen, die nur wenig säure Bilden. Eine rein basische Ernährung ist kaum möglich, da sie nicht nur einen Zeitaufwand beim Kochen bedeutet. Du müsstest dir in die Arbeit auch immer Essen mitnehmen, weil du es so, in keiner Kantine bekommst.

Achte einfach darauf, dass du möglichst neutrale Dinge zu dir nimmst, damit dein Körper nicht wieder übersäuert. Das heißt auch, dass du möglichst auf Kaffee verzichtest.

Wenn dir einmal ein Gericht sehr gut geschmeckt hat, kannst du natürlich die einzelnen Tage auch nach Belieben austauschen. Achte aber darauf, dass du nur Frühstück gegen Frühstück, Mittagessen gegen Mittagessen und Abendessen gegen Abendessen austauscht. Diese Gerichte sind genau so abgestimmt, dass du am Morgen ausreichend Energie erhältst, am Mittag richtig satt wirst und deine Verdauung am Abend nicht mehr so viel leisten muss. Wenn du das beachtest, kannst du dich nach Lust und Laune durch die Rezepte essen und trinken. Sicherlich schmeckt dir manche nicht so gut und anderes sogar sehr.

Da du die Darmsanierung einige Zeit machen wirst und es sich oben nur um eine Beispielwoche handelt, hast du genug Zeit alles auszuprobieren und zu testen, was dir wirklich schmeckt. Im Übrigen ist es auch kein Problem für deine Familie mitzukochen. Die Gerichte sind alle gesund und können somit auch deinem Partner oder den Kindern serviert werden.

Solltest du Allergiker sein, so achte bei den Nahrungsmitteln ein wenig auf deinen Körper. Solltest du bestimmte Nüsse nicht vertragen, ersetzte sie zur Not gegen Nussarten aus anderen Rezepten. Gerade für Allergiker kann es schwierig sein, genau nach Rezept zu kochen, da die Vorschläge aber sehr abwechslungsreich sind, wirst du sicherlich auch Rezepte finden, die du komplett verträgst.

Fazit

Es gibt viele Fastenkuren, doch einige von ihnen reinigen lediglich den Körper, tragen aber nichts für den Darm bei. Möchtest auch du, dass es dir und deinem Darm wieder richtig gut geht, liegst du mit einer Darmsanierung genau richtig. Sie wird eine wahre Bereicherung für dich sein und du wirst merken, wie es dir wieder viel besser geht. Vielleicht kannst du damit sogar lästige Beschwerden wie Allergien lindern oder loswerden. Es gibt zahlreiche Studien, die belegen, dass der kranke Darm deinen ganzen Körper aus dem Gleichgewicht bringen kann. Nutze die Chance und ändere das. Eine Darmsanierung ist anstrengend, aber sie wird sich für dich lohnen. Da du dir die Zeit genommen hast, das hier alles zu lesen, bist du auf dem besten Weg zu einem gesunden Darm. Jetzt musst du dein Wissen nur noch in die Tat umsetzen.

Viele Menschen geben für eine Darmsanierung Unmengen an Geld aus. Sie suchen Heilpraktiker auf, lassen sich von diesem einen Plan zusammenstellen und teure Produkte verkaufen. Andere besuchen gleich ein Kurhotel für diesen Zweck. Das ganze Geld kannst du dir hier getrost sparen, denn mit diesem Buch, schaffst du es auch ohne Hilfe. Lediglich der Einkauf und das Kochen kosten dich etwas Zeit. Doch das kannst du als meditative Zeit nutzen, um zur Ruhe zu kommen und abzuschalten. Auch du wirst dich bald schon viel besser fühlen und dein Darm wird es dir danken.

© Oscar Landström

www.ingramcontent.com/pod-product-compliance
Lightning Source LLC
Chambersburg PA
CBHW031252250726

48655CB00005B/2194